LIBRO DELLA DIETA SENZA ZUCCHERO

50+ ricette sane, facili e deliziose

Susanna Cosentino

Tutti i diritti riservati.

Disclaimer

SOMMARIO

INTRODUZIONE

Lo zucchero è ricco di calorie, causa la carie, può portare all'obesità e promuovere malattie come il diabete. L'Organizzazione Mondiale della Sanità OMS consiglia così tanto al fatto che riduciamo la nostra assunzione di zucchero. Non dovrebbero essere più di 6 cucchiaini al giorno. Secondo la German Nutrition Society (DGE), l'assunzione di zuccheri liberi in Germania è ben al di sopra della raccomandazione, vale a dire 61 g / giorno per le donne e 78 g / giorno per gli uomini. Ma come riesci a risparmiare 10 cucchiaini e ad attuare una dieta priva di zuccheri oa basso contenuto di zuccheri nella vita di tutti i giorni? \

Il problema è che quasi tutti gli alimenti contengono zucchero, anche se in forme diverse: zucchero da tavola (saccarosio), zucchero d'uva (glucosio), fruttosio ... Quindi è abbastanza complicato evitare completamente lo zucchero. Ma ti daremo alcuni suggerimenti su come puoi ancora mangiare il più
. possibile senza zucchero

DIETA SENZA ZUCCHERO: È ANCHE POSSIBILE?

Non uso quasi mai lo zucchero per dolcificare, potrebbe pensare l'uno o l'altro ora. Esatto, lo zucchero domestico puro non viene utilizzato così spesso nella vita di tutti i giorni. Tuttavia, si trova in moltissimi cibi pronti. Nella pizza, ad esempio, pane, yogurt alla frutta, salsiccia e naturalmente dolci, cioccolato, torte, biscotti ... E sì, la maggior parte di loro ne mangia un bel po '.

Una dieta completamente priva di zucchero è difficilmente possibile e non deve esserlo. Non deve essere affatto! Perché lo zucchero (ma solo in una certa forma) è il carburante per il nostro corpo, senza di esso non potremmo vivere. È importante conoscere i cibi con zuccheri nascosti e ridurli.

Troppo zucchero è dannoso

ATTENZIONE, TRAPPOLA DA ZUCCHERO

Chiunque cerchi cibi al 100% senza zucchero rimarrà deluso. Perché c'è un po 'di zucchero in quasi tutti gli alimenti. Tuttavia, ci sono ovviamente prodotti che contengono più zucchero di altri: dolci, gelati o torte quasi urlano "zucchero". È bene ridurlo, ma non abbastanza se si vuole prestare attenzione a una dieta senza zucchero oa basso contenuto di zuccheri.

Se vuoi mangiare il più possibile "senza zucchero", dovresti provare a cucinarti il più spesso possibile ed evitare cibi pronti. Preparando i tuoi pasti da solo con prodotti freschi e naturali, hai la garanzia di ridurre il consumo di zucchero.

DIETA SENZA ZUCCHERO: CUCINARE FRESCO È UN MUST

Se acquisti tali prodotti, presta attenzione all'elenco degli ingredienti. Perché dietro lo zucchero ci sono vari termini: glucosio, fruttosio, maltosio, maltodestrine, sciroppo, maltoestratto.

Lo zucchero non è solo un ottimo vettore di sapore, può anche essere aggiunto come conservante o addensante. Chiunque abbia mai fatto la marmellata da solo sa quanto meravigliosamente si può conservare la marmellata aggiungendo zucchero ...

CHI VUOLE UNA DIETA A POCO ZUCCHERO O SENZA ZUCCHERO DOVREBBE EVITARE QUESTI CIBI:

- Cornflakes e muesli già pronti
- Pane bianco e toast
- yogurt alla frutta
- Dolci
- torte e crostate
- Patatine e bastoncini di pretzel
- Ketchup
- Fast food e piatti pronti
- Bevande analcoliche

QUANTO SONO BENE LE ALTERNATIVE DELLO ZUCCHERO?

Preferiresti usare dolcificanti o miele al posto dello zucchero? Non devi rinunciare completamente alla dolcezza se vuoi ridurre il consumo di zucchero. Perché ci sono molte alternative allo zucchero da tavola, ad esempio miele, sciroppo d'agave, stevia o dolcificanti vari. Ognuno ha i suoi vantaggi e svantaggi:

Miele e sciroppo d'agave: contengono anche molto zucchero, altrettanto ricco di calorie e può portare alla carie.

Stevia: è migliore perché contiene 0 calorie ed è comunque tutto naturale. Il gusto ci vuole però per abituarsi.

D'altra parte, dovresti evitare i dolcificanti, sono ancora oggetto di critiche.

Più sano e meno calorie: ecco ancora più idee per deliziose alternative allo zucchero!

Il nostro consiglio: prendi dello zucchero vero se vuoi addolcire qualcosa, ma riduci gradualmente la quantità. Il limone, ad esempio, ha un ottimo sapore anche nel tè.

Il miele è davvero più sano dello zucchero

I migliori consigli per una dieta senza zucchero

Ti piacerebbe provare una dieta a basso contenuto di zucchero o senza zucchero? Quindi è meglio attenersi ai seguenti suggerimenti:

Cuoce il più fresco possibile e non utilizza prodotti finiti.

Mangia il più spesso possibile cibi non trasformati come frutta, verdura, carne, uova o farina d'avena. Anche latte, yogurt naturale, quark o formaggio sono buone alternative.

Elimina zucchero e dolcificanti nelle bevande

Bevi acqua e tisane o tisane invece di soda e succhi.

Impara a mangiare dolci con piacere - allora le voglie non hanno possibilità e un pezzo di cioccolato è sufficiente.

Dieta senza zucchero: piccolo esperimento

Lo zucchero è come il sale: il nostro corpo, e soprattutto il nostro palato, si abitua rapidamente al "troppo" di una cosa buona: chi mangia molto zucchero ha bisogno di sempre più dolcezza per un gusto ottimale.

In altre parole: addolcisci molto più fortemente perché tutto il resto ha un sapore aspro o ha un sapore niente.

Viceversa, questo significa anche che se si mangia poco zucchero, si assapora l'aroma in modo molto più intenso e di conseguenza deve anche addolcirlo di meno.

Presta molta attenzione a tutto ciò che mangi per una settimana. Annota tutti gli alimenti ad alto contenuto di zucchero e lasciali gradualmente fuori per ridurre il consumo di zucchero. Vedrai: dopo poche settimane assaporerai lo zucchero molto più chiaramente. E molto di quello che prima avevi assaggiato di buono diventa improvvisamente troppo dolce ... A volte meno è meglio!

PANCAKES SANO

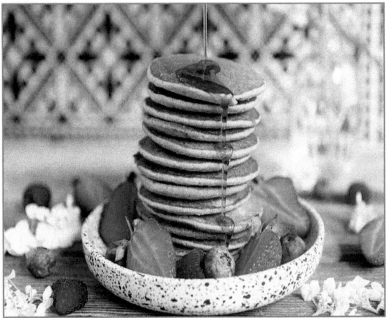

Porzioni: 1

INGREDIENTI

- 1 tazza fiocchi d'avena
- 1 tazza Latte, latte di mandorle per me
- Banana (e), matura
- ½ cucchiaino   Lievito in polvere, facoltativo
- Olio di cocco per la cottura
- Inoltre: per servire
- n. B.   Frutta, fresca
- n. B.   sciroppo d'acero

PREPARAZIONE

Per una consistenza fine, prima macinare finemente i fiocchi d'avena nel mixer. Quindi aggiungere il latte, la banana e il lievito e frullare il tutto. Come variante rapida, tutti gli

ingredienti possono anche essere frullati insieme. Lasciate
gonfiare l'impasto per 10 minuti.

Scalda l'olio di cocco in una padella antiaderente. Per ogni
pancake, aggiungi 1-2 cucchiai di pastella nella padella e inforna
i pancake su entrambi i lati a fuoco medio per circa due minuti.

Impilare le frittelle su un piatto e servire con frutta fresca e
sciroppo d'acero

DOLCI ROTOLI PER LA PRIMA

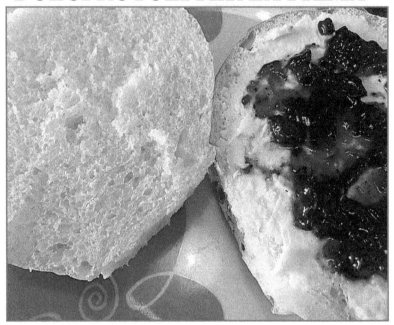

Porzioni: 1

INGREDIENTI

- 250 ml Acqua (tiepida
- 1 confezione   Lievito secco
- 6 cucchiaini   miele
- 500 g   Farina di frumento
- 1 cucchiaino   sale
- Possibilmente. Semi di girasole, fiocchi d'avena ecc.

PREPARAZIONE

Versare l'acqua tiepida in un bicchiere e sciogliervi il lievito e il miele. Setacciare la farina in una ciotola, aggiungere il sale e il composto di lievito di miele e impastare fino a ottenere un impasto. L'impasto è pronto quando nulla si attacca alle mani, eventualmente aggiungere un po 'più di farina.

Ora forma dei piccoli rotoli delle dimensioni di palline da ping pong e posizionali su una teglia rivestita con carta da forno. Se lo si desidera, spargere semi di girasole, fiocchi d'avena o semi di lino sui rotoli e premere verso il basso.

Coprite la teglia con un canovaccio e lasciate riposare per 30 minuti.

Infornate quindi gli involtini a 200 ° C per circa 15-20 minuti finché non saranno leggermente dorati.

BROWNIES CON PATATE DOLCI

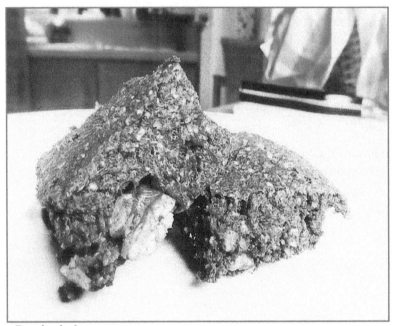

Porzioni: 6

INGREDIENTI

- 2 tazza / n Farina d'avena, tenera
- 1 grande   Patata dolce
- 200 gr   Dattel (s) (Medjool Datteln), snocciolata
- 30 ml   Olio di cocco, vergine
- ¼ di tazza   Cacao in polvere, non zuccherato, preferibilmente di qualità alimentare cruda
- 2 cucchiaini da tè   Semi di chia
- qualcosa   Vaniglia, macinata
- qualcosa   cannella
- 1 pizzico (i)   sale marino
- alcuni   Noci
- qualcosa   acqua

PREPARAZIONE

Lavate prima la patata dolce, praticatela con una forchetta e infornatela a circa 200 ° C finché non esce il succo dolce. Quindi dovrebbe essere abbastanza morbido. Per lavorare più velocemente, è sufficiente tagliare la patata dolce a pezzi delle dimensioni di un dito e spingerla in forno a 200 ° C o cuocerla nella vaporiera sull'acqua finché non sarà morbida.

Mentre la patata dolce cuoce, immergere i datteri Medjool snocciolati in acqua tiepida, sciogliere l'olio di cocco a bagnomaria e trasformare la farina d'avena in farina fine in un robot da cucina. Quindi mettere la farina d'avena insieme al pizzico di sale marino, cannella, vaniglia e cacao in polvere in una terrina. Quindi lavorare i due cucchiaini di semi di chia con circa tre volte la quantità di acqua per fare il gel di chia, questo serve per legare l'impasto dei brownie.

La patata dolce dovrebbe ora essere pronta. Sfornare (o pentola) e rimuovere il guscio se necessario. Basta sfilarlo con le dita, caldo!

Quindi la patata dolce viene schiacciata insieme all'olio di cocco, i datteri ammollati e un po 'di acqua di ammollo nel robot da cucina fino a ottenere una crema densa omogenea. Questo rende i brownies piacevoli e succosi alla fine.

Ora aggiungi la panna e il gel di chia al composto di farina e impasta il tutto con uno sbattitore a mano. Tritate le noci e incorporatele.

Infine, mettere l'impasto per brownie finito in una teglia da forno adatta e cuocere in forno a 180 ° C per circa 30 minuti. In alternativa, è possibile anche una pirofila. Per questo è meglio ungerli preventivamente con olio di cocco vergine.

Sfornate la teglia e tagliate dei pezzi rettangolari nella torta.

Suggerimento: al posto delle noci, puoi anche aggiungere altra frutta secca o frutta secca, come noci del Brasile o fichi secchi non zuccherati, all'impasto. Diversi possono essere eseguiti contemporaneamente. Se non ti piace la cannella, lasciala fuori. Ma non domina molto.

CIOCCOLATO CRUDO

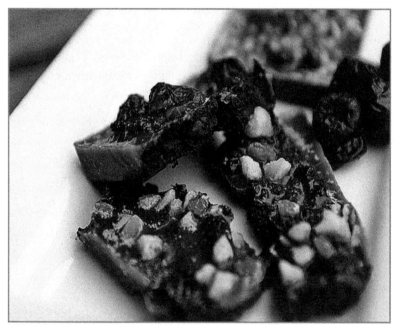

Porzioni: 1

INGREDIENTI

- 100 grammi   Olio di cocco
- 25 g   Polvere di cacao
- 50 g   Data
- qualcosa   acqua

PREPARAZIONE

Mettere l'olio di cocco solido in una ciotola di vetro e scaldarlo a bagnomaria finché non diventa liquido. Per il bagnomaria si consiglia acqua calda del rubinetto in modo da non superare la temperatura di 42 ° C.

Allo stesso tempo mescolate i datteri con un po 'd'acqua per fare una purea.

Mettere la purea insieme al cacao in polvere in una ciotola capiente e versare l'olio di cocco liquido. Mescola bene il composto e aggiungi un po 'di vaniglia se ti piace.

È ora di riempire gli stampi. Se non hai gli stampini per il cioccolato, puoi usare anche degli stampini da forno. Puoi cospargere mirtilli rossi o datteri macinati grossolanamente sulla massa di cioccolato.

Lasciar raffreddare in frigorifero per un'ora.

CREMA DI CIOCCOLATO

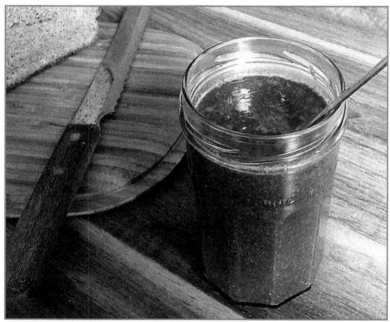

Porzioni: 1

INGREDIENTI

- 100 grammi   Olio di cocco, nativo
- 2 cucchiai   Burro di mandorle
- 15 °   Data
- 1 cucchiaio   Cacao, leggermente disoleato
- n. B.   Anacardi
- n. B.   Mandorle tritate

PREPARAZIONE

Liquefare l'olio di cocco a bagnomaria.

Snocciolate i datteri e frullateli insieme al burro di mandorle. Aggiungere l'olio di cocco liquido e poi aggiungere il cacao e gli anacardi.

Aggiungere alla crema un po 'di mandorle tritate e metterla in frigo. Mescola di tanto in tanto.

La quantità si traduce in un bicchiere pieno con una capacità di 200 ge una piccola tazza di crema di formaggio con una capacità di 150 g.

APPLESAUCE LIEVITO PLAIT

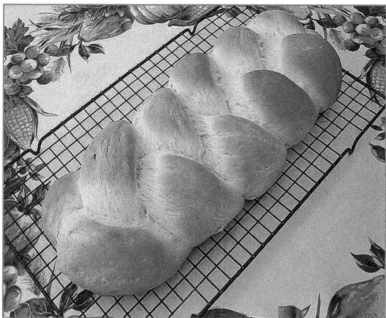

Porzioni: 1

INGREDIENTI

- 500 g   Farina
- 100 grammi   Salsa di mele
- 5 g   sale
- 250 ml Latte, tiepido
- 21 g   Lievito, fresco

PREPARAZIONE

Personalmente non faccio mai un pre-impasto all'inizio, perché funziona sempre meravigliosamente senza di esso e quindi non ne ho bisogno. Ma se vuoi farne uno, puoi farlo come lo conosci.

Mettete tutti gli ingredienti in una ciotola e impastate energicamente per almeno 10 minuti, sia con la macchina che con le mani, l'importante è che si impasta a lungo fino a formare un impasto liscio. (Dovresti impastare a lungo la pasta lievitata in modo che la colla della farina possa allentarsi e possa legarsi correttamente)

Coprite l'impasto e lasciatelo riposare in un luogo caldo per almeno 1-2 ore fino a quando l'impasto non avrà aumentato notevolmente il suo volume, ma anche questo tempo può richiedere più tempo. (Ovviamente puoi anche preparare tutto questo nella macchina per il pane)

Dopo il riposo o la lievitazione, montare di nuovo energicamente la pasta lievitata e impastare bene. (Non dovrebbe più attaccarsi, ma se è così, impastare un po 'di farina O semplicemente mettere l'impasto in uno stampo, quindi non c'è bisogno di aggiungere altra farina)

Ora dividi l'impasto in 3 parti e arrotolale in ciocche della stessa lunghezza, che non dovrebbero essere troppo sottili. Ora intrecciali in una treccia stretta.

Adagiate la treccia su una teglia ben unta o su una teglia rivestita di carta da forno e copritela per altri 30 minuti fino a quando l'impasto non avrà visibilmente aumentato il suo volume.

Infornate ora la treccia in forno preriscaldato a 180 ° C alto / basso o in forno ventilato a 165 ° C per 30 minuti buoni. Ogni forno si riscalda in modo diverso, quindi potrebbe volerci un po 'più di tempo, ma per favore non lasciare che diventi troppo scuro, altrimenti la treccia sarà troppo asciutta.

La treccia diventa molto morbida e soffice e rimane fresca a lungo.

Se lo desideri, puoi anche aggiungere l'uvetta alla pastella.

Ha un sapore particolarmente buono con la farina di farro o integrale, ma qui dovresti usare più liquido.

I MIGLIORI PANCAKE A BASSO CARBURANTE

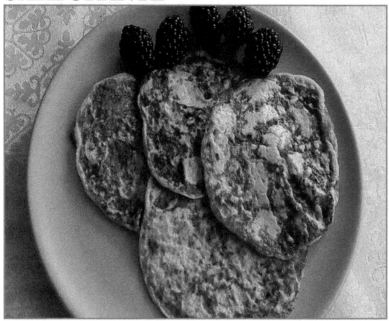

Porzioni: 2

INGREDIENTI

- 50 g   Proteine in polvere
- 20 g   Bucce di psillio
- 4 uova
- 500 ml latte

PREPARAZIONE

frusta. Versare il latte fino a formare una massa densa. Le bucce di psillio continuano a gonfiarsi, quindi è meglio lasciare riposare il composto per 5 minuti e poi versare un altro sorso di latte.

Prendo una piccola padella per friggere. Quindi i pancake hanno le dimensioni giuste in modo da poterli girare facilmente. Si alzano un po 'nella padella, ma poi collassano in normali frittelle sul piatto.

PANE SANO ALLE MELE EXTRA LEGGERO

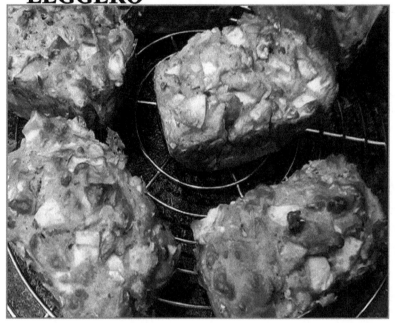

Porzioni: 1

INGREDIENTI

- 2   Uova)
- 200 gr Salsa di mele, non zuccherata
- 200 gr Farina, grano intero (es. Farina di farro)
- 100 grammi   fiocchi d'avena
- 500 g   Mele
- 1 ½ confezione lievito in polvere
- 150 gr   quark a basso contenuto di grassi
- n. B.   dolcificante
- n. B.   uva passa
- cannella

PREPARAZIONE

Mescolare le uova con la salsa di mele, il quark magro e la farina integrale. Schiacciare i fiocchi d'avena con il frullatore a immersione e mescolare. Aggiungere il lievito, le spezie desiderate e il dolcificante (quantità a piacere). Se lo desideri, puoi ora unire l'uvetta e infine aggiungere le mele sbucciate e tritate.

Foderare una teglia (28 x 11 cm) con carta da forno e riempire la pasta. Cuocere per ca. 40-45 minuti a 160 ° C (aria calda, preriscaldata). Usa il campione del bastoncino per verificare se l'impasto è cotto.

Ovviamente non ha il sapore di una "vera" torta di mele, ma con questa ricetta non devi preoccuparti di 1 kg in più se ne hai mangiato troppo. È anche molto succoso.

Il pane intero ha 1680 kcal senza uvetta e pesa 1200 g.

GELATO CREMOSO AL COCCO

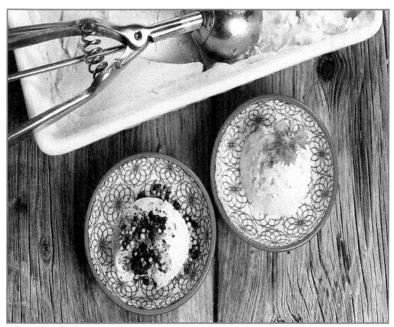

Porzioni: 6

INGREDIENTI

- 1 lattinaLatte di cocco (400 ml)
- 1 lattinaLatte di cocco, ridotto contenuto di grassi (270 ml), in alternativa normale latte di cocco
- 3 cucchiai   Stevia (50 g)
- ½ cucchiaino   Estratto di vaniglia
- ½ cucchiaino   Vaniglia, macinata
- 25 g   Farina di cocco

PREPARAZIONE

Metti le lattine di latte di cocco in frigorifero per una notte (per almeno 8 ore). Capovolgi la lattina di latte di cocco intero e aprila. Scolare la parte liquida e usarla per frullati o per cucinare.

Metti la parte solida del latte di cocco in una ciotola. Aggiungere il contenuto della lattina di latte di cocco a ridotto contenuto di grassi. Aggiungere la stevia, l'estratto di vaniglia e la vaniglia macinata e montare il composto con il mixer per circa 10 minuti fino a ottenere una crema. Per addensare la massa, aggiungere la farina di cocco e sbattere di nuovo.

Versare la crema in una ciotola o in un contenitore adatto per il congelatore, coprire e congelare per 4 ore. Il gelato sarà più cremoso senza una macchina per il ghiaccio se il ghiaccio viene mescolato regolarmente. È meglio mescolare la miscela una volta ogni mezz'ora.

Lasciate scongelare il ghiaccio per 15 minuti prima di servire e porzionate come desiderate.

Un gelato fresco nelle calde giornate estive ne fa semplicemente parte! Dato che amo tutto con il cocco, sono deliziato da questo delizioso gelato al cocco. È semplicissimo da preparare con pochi ingredienti ed è senza zucchero quando si utilizza la stevia.

BIG MAC INSALATA A BASSO CARBURANTE

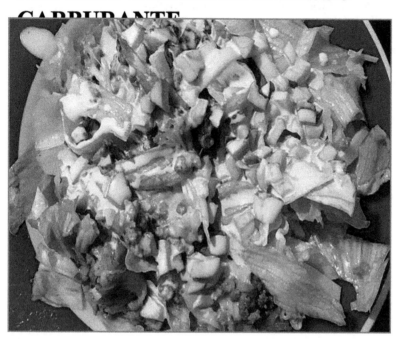

Porzioni: 2

INGREDIENTI

- 400 gr   Lattuga iceberg
- 400 gr   carne di manzo macinata
- 40 g   Cipolla (m)
- 125 g   Bacon
- 250 gr Gouda, di media stagionatura (a fette)
- sale e pepe
- 160 gr Maionese, senza zucchero
- 25 g   Ketchup, senza zucchero
- 15 g   Senape, senza zucchero
- 120 gr Cetriolo sottaceto, senza zucchero
- 15 ml   Liquido al cetriolo

- 65 ml   acqua
- 1 cucchiaino   Succo di limone
- 10 gocce   Dolcificante liquido

PREPARAZIONE

Per il condimento dell'insalata, tagliare i sottaceti a cubetti molto fini. Mescolare la maionese, il ketchup, la senape, l'acqua e il brodo di cetriolo in una salsa. Aggiungere i cetrioli sottaceto, condire con il succo di limone e qualche goccia di dolcificante. Lasciate riposare il condimento per l'insalata in frigorifero per circa 30 minuti.

Nel frattempo mondate la lattuga iceberg, tagliatela a listarelle larghe 1 cm, lavatela e asciugatela. Tagliare il Gouda a bastoncini sottili, è meglio farlo con Gouda di media stagionatura a fette.

Friggere la pancetta in una padella fino a renderla croccante, metterla su carta assorbente a scolare.

Tagliate la cipolla a cubetti e fatela soffriggere nel grasso di pancetta. Aggiungere la carne macinata e friggere fino a renderla friabile. Condite con pepe e sale. Distribuire metà dei bastoncini di Gouda sulla carne macinata. Mettete un coperchio sulla padella e lasciate sciogliere il formaggio per qualche minuto a fuoco basso.

Mescola l'altra metà dei bastoncini di Gouda con circa 3/4 della lattuga iceberg e mettili in una ciotola capiente. Distribuire la carne macinata tiepida sull'insalata. Mettere sopra la restante lattuga iceberg e cospargere con la pancetta, che è stata sbriciolata a pezzi. Servite subito.

CUSCINI APPLESAUCE PER BAMBINI

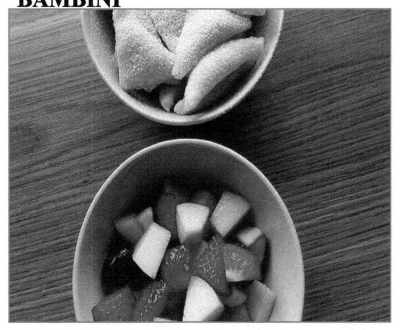

Porzioni: 1

INGREDIENTI

- 200 gr   burro
- 200 gr   Quark (ricotta)
- 200 gr   Farina
- 200 gr   Salsa di mele, senza zucchero, meglio fatta in casa
- Farina per il piano di lavoro

PREPARAZIONE

Impastare un impasto di ricotta, burro morbido e farina e metterlo in frigo.

Stendete la pasta sottilmente su un piano di lavoro infarinato, 3 - 5 mm a seconda delle vostre preferenze. Usa abbastanza farina e lavora l'impasto a freddo in modo che nulla si attacchi. Tagliare l'impasto in piccoli quadrati, da 5 x 5 a 8 x 8 cm è l'ideale per le mani piccole.

Mettere una piccola cucchiaiata di purea al centro di ogni quadrato, 1/2 - 1 cucchiaino a seconda delle dimensioni. Quindi piega i quadrati insieme per formare triangoli e premi sui bordi in modo che nulla finisca. Se è avanzato, puoi aggiungerlo a inzuppare o semplicemente mangiarlo subito.

Infornate a 180 ° per 15 minuti. Sono ancora abbastanza morbidi quando sono caldi, ma poi diventano più sodi.

Per i bambini più grandi e per i genitori si può usare anche la marmellata per il ripieno e spolverare di zucchero a velo. Le bacche congelate sono anche un'opzione senza zucchero per i bambini.

Facciamo sempre la purea in grandi quantità alla fine dell'estate, quando le mele in tutti gli orti sono mature e sono rimaste. Quindi lo congeliamo in tazze da muffin in silicone. Una volta congelato, tutto viene spremuto in sacchetti di plastica e abbiamo sempre una deliziosa purea non zuccherata.

TORTA DEL VINO ROSSO A
BASSO CARBURANTE

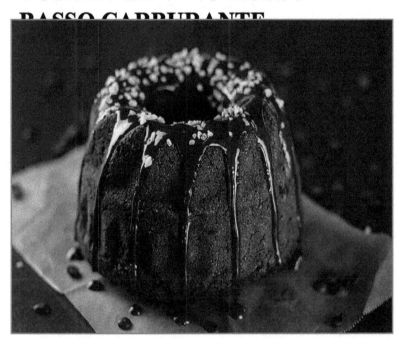

Porzioni: 1

INGREDIENTI

Per la pasta:

- 300g   Burro, morbido
- 5   Uova (e), taglia M.
- 300g   Xilitolo (sostituto dello zucchero)
- 150 ml vino rosso
- 300g   Farina di mandorle, farina di macadamia o farina di nocciole, disoleata
- 1 cucchiaino, colmo   Gomma di guar, per un legame migliore
- 2 cucchiaini da tè   lievito in polvere
- 1 pizzico (i)   sale

- 1 cucchiaino   cannella
- 1 cucchiaino   Cacao in polvere
- 150 gr Cioccolato, fondente, senza zucchero

Anche:

- Qualcosa di burro per la muffa
- Qualcosa Farina di mandorle per spolverare lo stampo
- 30 g   Crema di torrone alle noci, se necessario di più
- Possibilmente. Nocciole

PREPARAZIONE

Preriscaldare il forno a 170 ° C. Sbattere il burro, le uova e lo xilitolo fino a ottenere un composto spumoso. Mescolare il vino rosso, la farina di mandorle, la gomma di guar, il lievito, il sale, la cannella e il cacao. Tritare il cioccolato a pezzetti e mescolare.

Ungete bene una tortiera con burro e spolverizzate con farina di mandorle, poi versateci la pasta e lisciatela. Mettete la torta in forno a 170 ° C per 75 minuti. Controllalo sempre; non che la torta sia troppo scura. In questo caso, abbassare la temperatura o coprire la torta con un foglio di alluminio. Il test dello stick mostra quindi se la torta è stata cotta. Se necessario, lasciare la torta nel forno più a lungo.

Scaldare 30 g di crema di torrone alle nocciole nel microonde e cospargere la torta come glassa. Se ti piace, puoi anche prendere altra glassa e cospargerla di nocciole.

La torta al vino rosso a basso contenuto di carboidrati contiene ca. 344 Kcal per porzione.

BACCA COCCO POPSICLE POPSICLE

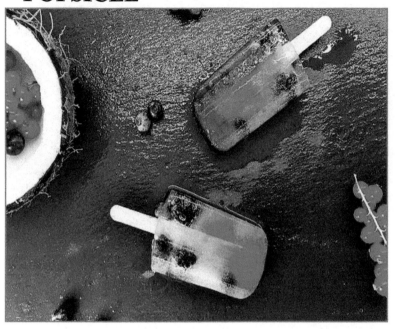

Porzioni: 4

INGREDIENTI

- 1 confezione   Bacche, ca. 400 g, freschi o congelati
- 200 ml Latte di cocco

PREPARAZIONE

Mettere i frutti nel contenitore del gelato o nello stampo per gelato e riempire con l'acqua di cocco. Mettete gli stampini in frigorifero e lasciateli congelare per circa 4-6 ore.

BARRE DEL MORSO CRUDO
FATTE IN CASA

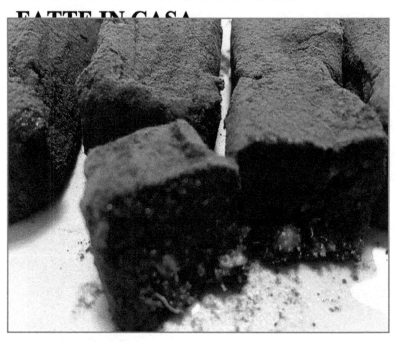

Porzioni: 1

INGREDIENTI

- 10   Data
- 30 g   Mandorla
- 30 ml   acqua
- 1 cucchiaio   Polvere di cacao

PREPARAZIONE

Immergere le mandorle nell'acqua per 20-30 minuti. Tagliate i datteri e metteteli in un frullatore con le mandorle, l'acqua e il cacao in polvere. Purea, a seconda di quanto ti piace.

Ora modellare il composto in barrette e metterle in una teglia con pellicola trasparente e mettere in frigorifero per almeno 1 ora.

Dovrebbero restare lì per un po '.

Possono anche essere arrotolati con noci, cacao o simili.

TORTA ALLA CREMA DI ~~ADDI FSAUCE~~

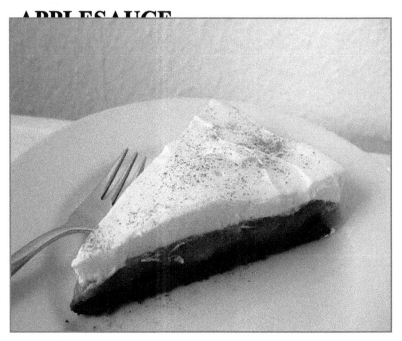

Porzioni: 1

INGREDIENTI

- 500 g   Salsa di mele o purea di mele, non zuccherata
- 1 confezione   Gelatina in polvere per 500 ml
- 200 ml Crema di soia (cucina a base di crema di soia), crema di cocco o simile
- 1 busta / n Rinforzo crema
- 250 gr   Fagioli in scatola
- 1 cucchiaio   Polvere di cacao
- 3   Uova)
- 100 grammi   Quark
- 50 g   Dolcificante (xilitolo, eritritolo ...) in Stevia la quantità per sostituire 70 g di zucchero
- 1 ½ cucchiaino lievito in polvere

- Possibilmente. Aroma (aroma di cottura per la base)
- Qualcosa di burro per lo stampo o carta da forno

PREPARAZIONE

Per prima cosa viene cotto il fondo. Preriscalda il forno a 180 gradi di aria calda.

Frullare i fagioli sciacquati con le uova. Quindi aggiungere il quark, il cacao, il lievito e il dolcificante e, se lo si desidera, l'aroma per il forno e frullare nuovamente fino ad ottenere un composto omogeneo.

Versate il tutto in una teglia unta o rivestita di carta da forno e infornate per 35 minuti.

Quindi lascia raffreddare il fondo.

Guarnizione:

Lasciare gonfiare la gelatina per 500 ml a seconda della confezione. Ho usato la polvere (1 bustina) e l'ho lasciata gonfiare per 10 minuti con 4-6 cucchiai d'acqua. Questo viene quindi riscaldato in una casseruola fino a quando non si è sciolto ma non bolle. Quindi incorporare un cucchiaio di polpa di mele e aggiungere gradualmente il resto del composto mescolando.

È meglio posizionare la base su un piatto da torta e fare un anello attorno ad essa, quindi spargere sopra il composto di polpa di mele.

Ora lasciate raffreddare la torta e mettetela in frigo per circa 2 ore in modo che la gelatina si solidifichi.

Montare quindi la panna fresca con il rinforzo per panna e distribuirla sulla torta. Puoi anche aggiungere un po 'di dolcezza. Quindi è meglio rimetterlo in frigorifero, questo renderà lo strato di crema un po 'più compatto.

Se necessario, puoi spolverare un po 'di cacao in polvere sulla torta prima del consumo. Si ottengono 8 pezzi.

GRAFICO A TORTA DI MELE CON I MIRTILLI FRESCHI

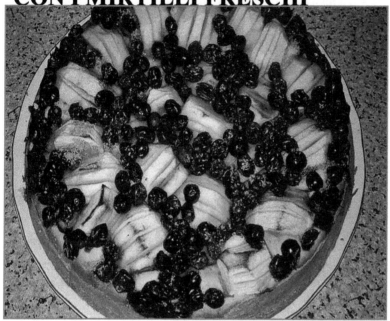

Porzioni: 1

INGREDIENTI

- 75 g   Burro, più un po 'di più per la teglia
- 75 g   Zucchero o xilitolo
- 1 confezione   Zucchero vanigliato o un po 'di vaniglia, macinato
- Uova)
- 1 pizzico (i)   sale
- qualcosa   cannella
- 4 gocce Aroma
- 280 gr   Farina
- ½ confezione   lievito in polvere
- 120 ml latte

- 4 mele, 3 possono essere sufficienti
- 120 gr Mirtilli rossi, freschi
- Qualcosa di mandorla, macinata
- Qualcosa di zucchero, marrone o bronzo xucker

PREPARAZIONE

Preriscalda il forno a 160 ° C ventilato. Spennellare uno stampo a cerniera da 28 mm con il burro e spolverare con le mandorle tritate.

Mescolare il burro, che è a temperatura ambiente, fino a quando diventa spumoso, versare lo zucchero e continuare a mescolare. Aggiungere lo zucchero vanigliato, l'uovo, il sapore e le spezie e mescolare. Mescolare la farina con il lievito e mescolare bene in porzioni alternate al latte nel composto di burro e uova. Versare la pastella nella teglia a cerniera.

Pelare e togliere il torsolo alle mele e tagliarle a spicchi. Quindi mettili ad anello sull'impasto e premi qualcosa nell'impasto. Lavate i mirtilli rossi e spalmateli sulle mele.

Cuocere la torta in forno per circa 50-55 minuti. Spalma un po 'di zucchero di canna o Xucker Bronze sulla torta 10 minuti prima della fine del tempo di cottura e lascia che la cottura finisca.

Basta usare il doppio della quantità per una teglia (circa 6 mele grandi sono sufficienti qui).

Variante: al posto di mele e mirtilli rossi, utilizzare ca. 2,5 kg di prugne e cospargerle di cannella e zucchero dopo la cottura.

CONDIMENTO PER INSALATE
~~BASE~~

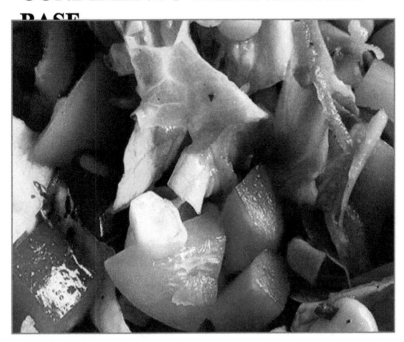

Porzioni: 1

INGREDIENTI

- Limoni)
- 1 cucchiaio   Eritritolo (sostituto dello zucchero), in alternativa xilitolo
- 2 cucchiai   olio d'oliva
- Qualcosa di sale e pepe
- Possibilmente. Erbe se necessario

PREPARAZIONE

Arrotolate energicamente il limone (questo rompe la struttura cellulare e ne esce altro succo), strizzatelo e mescolatelo con gli ingredienti rimanenti. Usa le erbe secondo necessità, io lo preferisco senza.

Si sposa particolarmente bene con le insalate di foglie.

TORTA AL CIOCCOLATO SUPER GUSTOSA

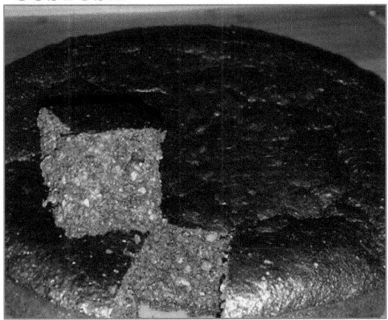

Porzioni: 1

INGREDIENTI

- 250 gr   Dattero (frutta secca, non zuccherata)
- 200 ml acqua
- 6 uova
- 200 gr Mandorle tritate
- 50 g   Cacao in polvere, non zuccherato
- 1 pizzico (i)   sale

PREPARAZIONE

Separare le uova. Mettere i datteri, 6 tuorli, l'acqua e il cacao in un frullatore e mescolare fino a ottenere una miscela cremosa di cioccolato. Montare i 6 albumi con un pizzico di sale fino a renderli ben fermi. Versare il composto di cioccolato in una terrina e incorporare gradualmente l'albume d'uovo e le mandorle tritate, ben sbattuti. In nessun caso mescolare normalmente, altrimenti l'albume perderà l'aria racchiusa e collasserà, quindi: piegare con cura. Personalmente, lavoro meglio con una frusta: l'albume può essere piegato con movimenti ampi e rotanti.

Ungete una teglia a cerniera con il burro e aggiungete il composto. Cuocere al centro del forno su una griglia a 175 ° per 25-30 minuti.

PANE VEGANO ALLA BANANA SENZA GLUTINE

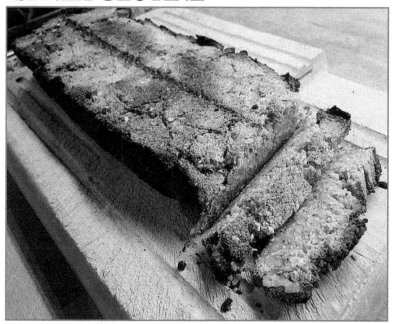

Porzioni: 4

INGREDIENTI

- ½ tazza Bastoncini di mandorle o mandorle tritate
- 1 manciata   Mandorle, non pelate, intere
- 3   Banana (e), molto matura
- ½ tazza Farina di cocco
- 1 tazza Fiocchi di cocco
- 2 cucchiai   sciroppo d'acero
- 1 tazza Acqua di cocco o bevanda al cocco
- 1 cucchiaio   Bucce di psillio
- 1 cucchiaino   lievito in polvere
- 1 pizzico   Vanilla pod (sostantivo)
- 1 tazza Farina d'avena, bene

- 1 cucchiaino   Olio di cocco
- 1 cucchiaio   Olio vegetale, ad esempio olio di girasole
- 1 pizzico (i)   sale

PREPARAZIONE

Mescolare e tritare tutti gli ingredienti nel robot da cucina fino ad ottenere una massa cremosa.

Versare il composto in una teglia precedentemente rivestita con carta da forno. Cuocere in forno a 180 ° per 20-25 minuti (rosola leggermente).

Quindi tirare fuori il banana bread dalla teglia, capovolgerlo e infornare per altri 30-35 minuti senza la teglia.

GELATO SENZA MACCHINA PER IL GHIACCIO

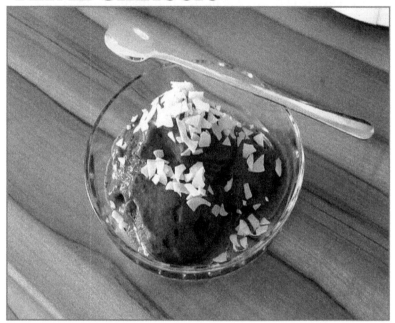

Porzioni: 2

INGREDIENTI

- 1 m di larghezza   Banana (e), molto matura, tagliata a pezzetti
- 100 grammi   Albicocca (e), essiccata
- 30 g   Cioccolato fondente, vegano, contenuto di cacao 85%, spezzettato in piccoli pezzi
- 200 ml Sostituto della panna, vegano
- 200 gr   Lamponi e fragole, congelati

PREPARAZIONE

Mettere la banana, le albicocche, il cioccolato e la panna montata in una ciotola alta e mescolare brevemente con un frullatore a immersione. Quindi aggiungere le bacche o altri frutti preferiti congelati e mescolare fino a ottenere un composto omogeneo e cremoso.

Servire il gelato con sciroppo di lamponi, fragole o cioccolato, frutta fresca e briciole di biscotti,

o gustalo puro come un frullato!

FINE CIALDE AL COCCO

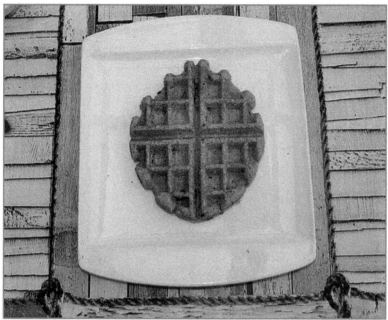

Porzioni: 1

INGREDIENTI

- 50 g   Farina
- 25 g   Farina di cocco
- 25 g   Crema pasticcera in polvere
- 50 g   amido alimentare
- 1 cucchiaino   lievito in polvere
- 1 pizzico (i)   sale
- 75 g   Olio di cocco
- 3   Uova)
- 200 gr   Yogurt
- 3 cucchiai   Stevia o zucchero
- 1 punto Zucchero vanigliato, facoltativo
- Olio di cocco per la piastra per cialde

PREPARAZIONE

Preriscalda una piastra per cialde (impostazione completa).

Lavorare gradualmente tutti gli ingredienti secchi in una ciotola con olio di cocco, uova e yogurt per ottenere una pastella per waffle. Se non ti piace la stevia, puoi sostituirla con lo zucchero. Se vuoi che i waffle siano più dolci, puoi aggiungere anche una bustina di zucchero vanigliato.

Spennellare la piastra per cialde con un po 'di olio di cocco e cuocere la pastella in cialde. Preriscaldo sempre il forno a 80 ° C sopra / sotto per mantenere caldi i waffle finiti.

Ottengo 6 waffle molto ripieni dalla pastella. Lo zucchero a velo e / o la frutta si sposano bene con questo.

PANE DI MELE

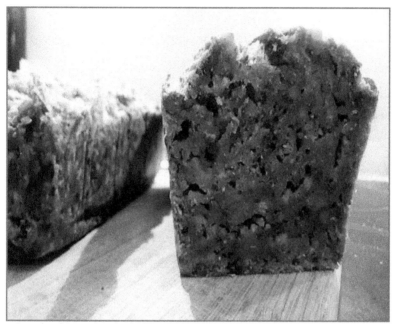

Porzioni: 1

INGREDIENTI

- 1 kg   Mele, piuttosto dolci
- 3 cucchiai   Semi di chia
- 6 cucchiai   acqua
- 300g   Farina di mais
- 200 gr   Amido di mais
- 200 gr   Mandorle, intere
- 250 gr   uva passa
- 1 confezione   Weinstein (sostituto del lievito senza glutine)
- ½ cucchiaino   Chiodi di garofano in polvere
- 1 cucchiaino di cannella in polvere

PREPARAZIONE

Mescolare i semi di chia e l'acqua e lasciare gonfiare. Metti a bagno l'uvetta nell'acqua. Nel frattempo, togliete il torsolo e grattugiate le mele.

Preriscaldare il forno a 175 ° C di calore superiore / inferiore.

Scolare l'uvetta al setaccio.

Metti tutti gli ingredienti in una ciotola e mescola bene. Foderate una teglia con carta da forno (!) E versateci il composto.

Cuocere in forno caldo sulla griglia centrale per circa 75 minuti.

Note: La dolcezza proviene solo dalle mele e dall'uvetta - se ti piace più dolce, puoi aggiungere i datteri o lo sciroppo o lo sciroppo appropriato.

Copro il pane alle mele dopo circa 2/3 del tempo di cottura.

MUFFIN DI MELE E CAROTA

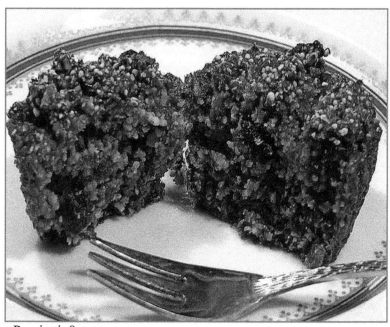

Porzioni: 8

INGREDIENTI

- 100 grammi   Mela
- 100 grammi   Carota
- 100 grammi   Burro di latte
- 100 grammi   Farina di miglio
- 40 g   Uvetta o mirtilli rossi
- 20 g   Semi, tritati (semi di zucca, semi di girasole, ecc.) O noci
- 2 cucchiai   Fiocchi, (Chuffas Nüssli) se disponibili
- ½ cucchiaino   Polvere di cannella
- n. B.   Coriandolo, quanto basta
- 1 cucchiaino di lievito in polvere tartara

PREPARAZIONE

Grattugiare finemente le mele e le carote. Aggiungere il latticello, le noci e le spezie. Quindi aggiungere la farina con il lievito e mescolare. Dividete la pastella in 8 stampini per muffin (silicone o una teglia unta). Infornare a 180 ° per ca. 15-20 minuti. Quindi adagiare lo stampo su un canovaccio umido e lasciarlo raffreddare. Quindi rimuoverlo dallo stampo.

QUARK - CREMA ALLO YOGURT CON AMARETTINI E CILIEGIE ACIDE

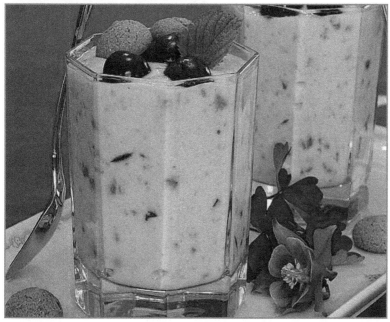

Porzioni: 4

INGREDIENTI

- 250 gr Quark, (40% di grassi) o quark a basso contenuto di grassi
- 500 g Yogurt (1,5% di grassi)
- 100 grammi Biscotto (i), (Amarettini)
- 1 bicchiere Amarene, snocciolate (un bicchiere piccolo o grande a piacere)

PREPARAZIONE

Mescola il quark con lo yogurt. Mettete gli amarettini nei sacchetti da freezer, tritateli con il mattarello e incorporateli alla crema di quark e yogurt.

Scolare il bicchiere di amarene. Conservare alcune ciliegie per guarnire e unire il resto alla crema di yogurt al quark, dividerle in coppette da dessert, guarnire con le ciliegie conservate e far raffreddare in frigorifero.

BUDINO AL CIOCCOLATO LEGGERO PIÙ PULITO

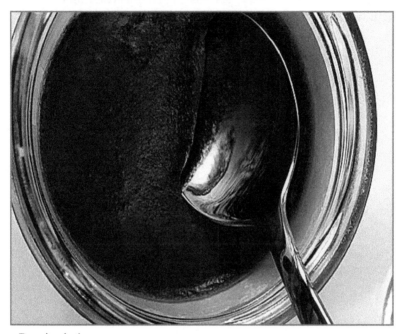

Porzioni: 4

INGREDIENTI

- 500 ml Latte, 1,5 o 3,5%
- 3 cucchiai   Polvere di cacao
- 50 g   Xilitolo (sostituto dello zucchero) o eritritolo
- 3 cucchiaini, maglia.   Gomma di semi di carrube

PREPARAZIONE

Mescolare 50 ml di latte con il cacao e la farina di semi di carrube. Riscaldare il resto del latte e la xucker in una casseruola. Poco prima della cottura, aggiungere gli ingredienti miscelati nella casseruola e mescolare continuamente fino a quando non bolle. Portare a ebollizione una volta, quindi togliere dal fuoco e continuare a mescolare, come al solito con i budini. Ora goditi il budino caldo o freddo, senza rimpianti.

La farina di semi di carrube può essere paragonata all'amido di mais, un legante. Tuttavia, completamente privo di carboidrati.

DESSERT ALLA BANANA CON FRAGOLA

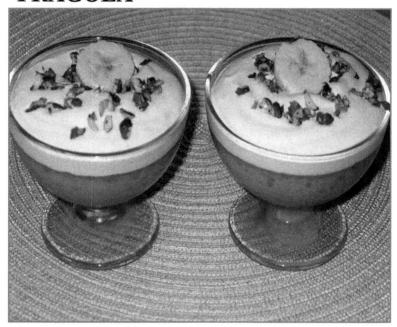

Porzioni: 4

INGREDIENTI

- 1 kg   Banana (e), matura
- ½ cucchiaino   Cardamomo, macinato
- ½ cucchiaino   Vaniglia, macinata
- 1 cucchiaino   Succo di limone
- 250 ml crema
- 3 cucchiai   sciroppo d'acero
- 50 g   Mandorle tritate

PREPARAZIONE

Frulla le banane mature (più sono mature, meglio è) in un frullatore con vaniglia, cardamomo e succo di limone - se necessario, addolcisci a piacere, ma questo di solito non è necessario con banane veramente mature. Versare il composto di banana nelle ciotole. Montare la panna a neve ben ferma, aggiungendo 2 cucchiai di sciroppo d'acero. Metti la crema di banana.

Tostare le mandorle tritate in una padella asciutta finché non saranno dorate in modo uniforme. Mescolare continuamente. Infine aggiungere il restante sciroppo d'acero e mescolare ancora per qualche minuto a fuoco medio. Quindi lasciate raffreddare, mentre l'umidità rimanente si asciuga. Dopo il raffreddamento, tutto può essere facilmente sbriciolato in grani fragili. Cospargeteli sulla panna appena prima di servire.

QUARK DEGLI DEI

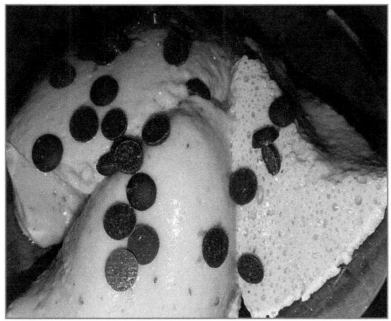

Porzioni: 6

INGREDIENTI

- 1 confezione   Gelatina, qualsiasi gusto
- Dolcificante, quanto basta
- 500 g   Quark, standard o magro

PREPARAZIONE

Preparare la gelatina come descritto sulla confezione. Mescolare
bene il quark con la gelatina ancora calda e liquida in una ciotola
e dividerlo in bicchieri da dessert più piccoli o ciotole se lo si
desidera, oppure raffreddare nella ciotola grande per almeno 5
ore.

Il dessert può essere preparato quasi senza grassi e senza
zucchero se si sceglie il livello magro per il quark e si sostituisce

lo zucchero con il dolcificante. (100 g ~ 1 cucchiaino di dolcificante liquido).

È possibile utilizzare gusti diversi per creare dessert colorati a strati.

FRITTURA IN SALSA DI VERDURE TAILANDESI CON

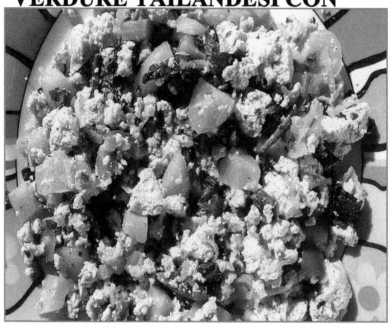

Porzioni: 4

INGREDIENTI

- 1 cucchiaio   Olio di cocco, spremuto a freddo, autoctono
- ½ tazza / n peperone (i), tagliato a dadini
- ½ tazza / n Carote, grattugiate
- ½ tazza / n Cipolline, tritate, solo la parte verde
- ½ tazza / n latte di cocco o 1 cucchiaio di cocco biologico mescolato con 250 ml di acqua in un frullatore
- 2 cucchiaini da tè   Pasta di curry, verde
- 1 cucchiaino   Polvere di curcuma
- 1 cucchiaio   Salsa di soia, senza glutine

- 500 g   Tofu, sciacquato, scolato e sbriciolato
- 2 tazze / n   Spinaci, freschi, tritati o 1 tazza di spinaci surgelati, colti e tamponati bene

PREPARAZIONE

Mettere l'olio di cocco, la paprika a dadini, le carote e i cipollotti in una padella capiente e far rosolare il tutto per circa 3 minuti a fuoco medio. Aggiungere il latte di cocco, la pasta di curry, la curcuma in polvere e la salsa di soia e mescolare fino a quando la pasta di curry si è sciolta e tutto è ben amalgamato. Versate il tofu e lasciate cuocere a fuoco lento per circa 8 minuti. Quindi aggiungere gli spinaci e cuocere a fuoco lento per altri 2 minuti.

SALSA AL CIOCCOLATO A BASSO CALORIO

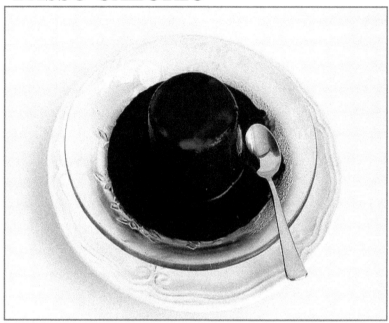

Porzioni: 1

INGREDIENTI

- 10 g   Cacao in polvere
- 1 pizzico (i)   sale
- Dolcificante liquido
- Qualcosa di acqua, tiepida

PREPARAZIONE

Mescolare il cacao con un pizzico di sale e un po 'di dolcificante. Quindi aggiungere gradualmente un po 'di acqua tiepida e mescolare con un cucchiaino.

Ripetere il processo fino a quando la salsa non avrà la consistenza desiderata. Il pizzico di sale fa sì che il cacao non abbia più un sapore così amaro.

Se la salsa non viene consumata direttamente, deve essere rimescolata poco prima.

BUDINO DI RISO VEGANO

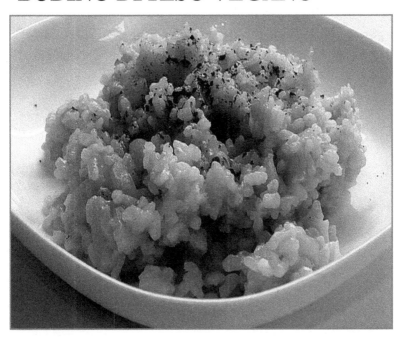

Porzioni: 1

INGREDIENTI

- 100 ml budino di riso
- 400 ml Bevanda di riso o latte di riso, non zuccherato
- 1 più piccola   Crostata di mele o 1/2 mela grande (es. Topazio)
- Possibilmente. Polvere di cannella

PREPARAZIONE

Misuro sempre il riso con un misurino, quindi la quantità è data in ml. Se usi il riso a grani corti, 100 ml sono quasi esattamente 100 g. Tuttavia, trovo molto pratico misurare riso e latte in una tazza.

Mettere il riso in una casseruola (1 litro è sufficiente), aggiungere il latte. Pelare e togliere il torsolo dalla mela, tagliarla a pezzetti e unirla al riso e al latte di riso. Portare a ebollizione, mescolare un po '.

Riduci leggermente la fiamma, a poco meno della metà (per me il livello 4 di 9). Lasciate cuocere a fuoco lento il budino di riso, scoperto, per circa 20-25 minuti.

BUDINO DI MANDORLE CHIA CON LAMPONI

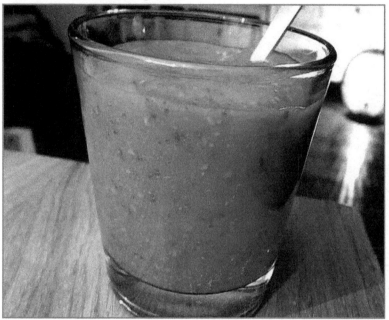

Porzioni: 1

INGREDIENTI

- 2 cucchiai, colmi   Semi di chia
- 200 ml Latte di mandorle (bevanda di mandorle), zuccherato
- 125 g   Lamponi
- 1 cucchiaino   Xilitolo (sostituto dello zucchero), nB

PREPARAZIONE

Mescola i semi di chia nel latte di mandorle. Lascialo in ammollo per circa 20-30 minuti, mescolando una volta in mezzo. Aggiungere la xucker e i lamponi e frullare con la bacchetta magica.

YOGURT DI CILIEGIA LAMPONE TORTA

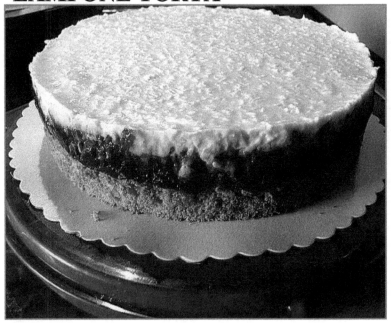

Porzioni: 1

INGREDIENTI

Per la base di pan di spagna:

- 2 tuorlo d'uovo
- 2 proteine
- 2 cucchiai Acqua, tiepida
- 90 g di amido di mais o miscela di farina torte e biscotti di Schär
- 1 cucchiaino lievito in polvere
- n. B. Sciroppo d'agave

Per il ripieno:

- 300 ml Succo di ciliegia o succo di lampone

- 1 confezione   Crema pasticcera in polvere
- 1 bicchiere   Amarene (720 ml), non zuccherate, ad es. B. dolcificante con dolcificante
- 200 gr Lamponi, congelati o freschi
- n. B.   Sciroppo di agave

Per la copertura:

- 1 tazza Yogurt di soia (alternativa allo yogurt) con cocco, ca. 500 g
- 2 pz.   Gelatina istantanea, polvere
- 4 cucchiai   Noce di cocco essiccata
- n. B.   Sciroppo di agave

PREPARAZIONE

Pan di Spagna: Separare il

uova e sbattere gli albumi a neve. Montare i tuorli con l'acqua e lo sciroppo d'agave, dosati quanto basta, fino a formare una crema densa. Versare l'albume d'uovo montato sul composto di tuorlo d'uovo e incorporarlo delicatamente. Quindi setacciare la miscela di amido di mais / farina insieme al lievito e incorporare con cura. Se necessario, aggiungere un po 'più di aroma naturale di limone.

Mettere l'impasto in una teglia primaverile unta e lisciarla. Cuocere in forno preriscaldato a 175 ° C (calore superiore / inferiore) o 160 ° (aria calda) per circa 20 minuti.

Riempimento:

Scolare le ciliegie e raccogliere il succo. Misura 300 ml e mescola la polvere di budino con 3 cucchiai di succo. Portare a ebollizione il succo rimanente insieme allo sciroppo d'agave.

Aggiungere il budino misto in polvere e riportare brevemente a ebollizione. Mettere il budino in una ciotola e incorporare le ciliegie e i lamponi (non scongelare i lamponi congelati).

Lasciate raffreddare un po 'il budino e adagiatelo sulla base di pan di spagna raffreddata.

Copertura:

mettere lo yogurt di soia in una terrina e mescolare insieme alla gelatina in polvere e al cocco grattugiato. Se lo desideri, puoi aggiungere dello sciroppo d'agave. Distribuire il composto sulle ciliegie e lisciare.

Mettete la torta in frigo per almeno 4 ore per far solidificare il budino e lo yogurt.

PORRIDGE DI BANANA AL CIOCCOLATO

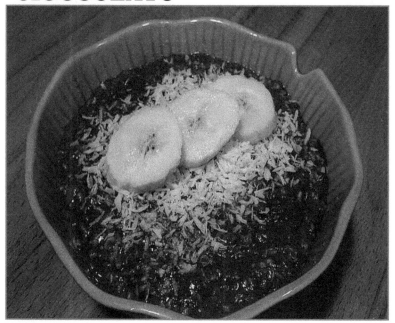

Porzioni: 1

INGREDIENTI

- 60 g   Farina d'avena, sostanziosa
- 200 ml Latte di mandorle (bevanda di mandorle) o latte di cocco, non zuccherato
- 50 ml   acqua
- n. B.   Fiocchi di cocco
- Banana (sostantivo)
- 1 cucchiaio   Polvere di cacao

PREPARAZIONE

Porta a ebollizione la farina d'avena, il latte e l'acqua in una piccola casseruola. Se si desidera utilizzare i fiocchi di cocco, che conferiscono loro una consistenza speciale e un ottimo sapore, vanno aggiunti con circa 50 ml di acqua. La consistenza del porridge dovrebbe essere cremosa, la farina d'avena dovrebbe avere ancora un po 'di morso. Questo richiede circa cinque minuti.

Nel frattempo schiaccia la banana con una forchetta. Quando il porridge è pronto, aggiungi la banana e mescola fino a quando la banana e il porridge sono perfettamente amalgamati e la banana è calda.

Infine, unire il cacao in polvere, togliere la padella dal fuoco e servire il porridge di cioccolato e banana.

COMPOSTA DI ANANAS RABARBARO

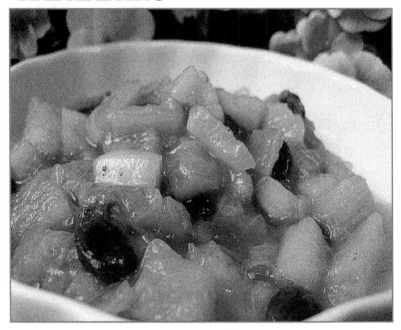

Porzioni: 10

INGREDIENTI

- 500 g   Rabarbaro, tagliato a pezzetti
- 500 g   Ananas, piccole strisce
- 300g   uva passa
- 500 ml   succo di mela
- 750 ml   acqua
- 60 g   Crema pasticcera, vaniglia
- n. B.   cannella
- n. B.   Miele o sciroppo d'agave
- n. B.   Zenzero

PREPARAZIONE

Lessare l'uvetta nel succo di mela per circa 10 minuti, aggiungere il rabarbaro, la cannella e l'ananas, portare a ebollizione brevemente, diluire con acqua. Mescolare la polvere di budino con un po 'd'acqua e incorporare alla miscela di frutta bollente. Condire a piacere con lo sciroppo d'agave.

Versare in ciotole mentre sono calde. Ottimo con latte, panna o salsa alla vaniglia.

MOUSSE AU CIOCCOLATO

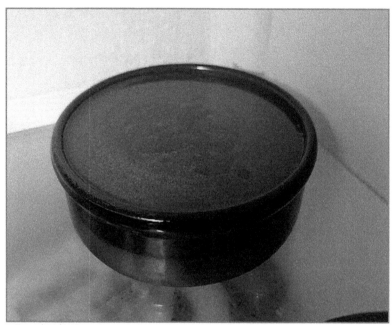

Porzioni: 6

INGREDIENTI

- 4 uova
- 100 grammi   Dolcificante (xilitolo)
- 60 g di olio di cocco
- 70 g di cacao in polvere
- 300 ml Panna (crema di soia), montata

PREPARAZIONE

Separare le uova. Sbattere i tuorli fino a renderli spumosi.
Sciogliere il grasso a fuoco lento. Mescolare il grasso fuso, lo
xilitolo e il cacao in polvere con i tuorli d'uovo.

Montare gli albumi e unire gradualmente gli albumi alla massa di
cacao. Infine, montare la panna di soia finché non è ben ferma e
incorporarla al composto.

Lascia raffreddare la mousse per qualche ora in modo che si solidifichi. Anche le fragole fresche hanno un ottimo sapore.

GRAFICO A TORTA DI MELE CON MIELE

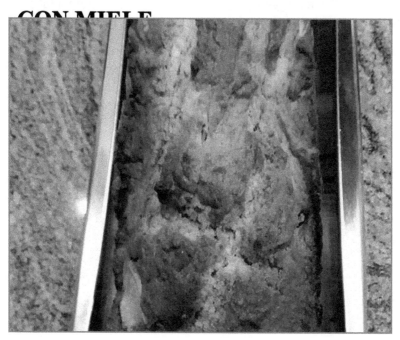

Porzioni: 1

INGREDIENTI

- 225 g   Farina, grano intero
- 1 pizzico (i)   sale
- 2 cucchiaini da tè   lievito in polvere
- 3 cucchiaini   Polvere di cannella
- 50 g   burro
- 50 g   olio
- 75 g   miele
- 350 gr   Mele, sbucciate, snocciolate, tagliate a pezzetti
- Uova (sbattute
- Grasso per la forma

PREPARAZIONE

Mescolare bene la farina, il sale, la cannella e il lievito in una ciotola capiente. Aggiungere il burro e l'olio e mescolare il tutto con un cucchiaio.

Quindi mescolare il miele nell'impasto in più parti. Quindi la dolcezza può essere distribuita meglio. Ora aggiungi le mele tritate e infine versa l'uovo sul composto. Non allarmarti, l'impasto è davvero molto umido e appiccicoso.

Ora mettete l'impasto in una teglia da forno unta o in una teglia a cerniera da 20. Cuocere nel forno preriscaldato per ca. 45 minuti a 170 ° C (calore superiore / inferiore).

Attenzione, la torta è ancora molto morbida quando è calda e si rompe velocemente. Ha un sapore delizioso anche il secondo giorno, quindi può essere cotto il giorno prima.

CIOCCOLATO AL COCCO A BASSO CARBURANTE

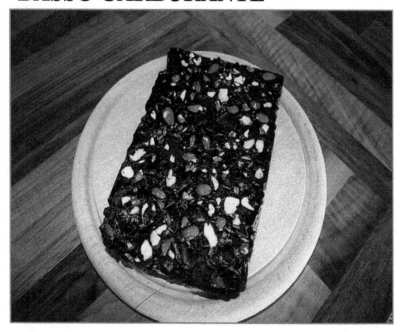

Porzioni: 4

INGREDIENTI

- 200 gr Olio di cocco
- 200 gr Xilitolo (sostituto dello zucchero)
- 150 gr Polvere di cacao
- 50 g Fiocchi di cocco
- n. B. Mandorle, possibilmente

PREPARAZIONE

Sciogliere l'olio di cocco nella casseruola a fuoco basso. Non dovrebbe essere riscaldato sopra i 50 ° C.Se hai l'utensile da cucina giusto, potresti polverizzare lo xilitolo prima di aggiungerlo all'olio di cocco.

Quindi aggiungere il cacao. Ora mescola continuamente per almeno 20 minuti e assicurati che il calore non superi i 50 ° C. Più a lungo mescoli, più cremoso sarà il cioccolato. Quindi incorporare i fiocchi di cocco.

La cosa migliore da fare è rivestire una teglia con pellicola trasparente e poi versarvi il cioccolato. Mettete in frigo e lasciate raffreddare per almeno 2 ore.

È anche meglio tenere il cioccolato in frigorifero poiché si scioglie più velocemente. rispetto ad altro cioccolato.

Invece dei fiocchi di cocco, il cioccolato ha un ottimo sapore anche con noci, uvetta, ecc.

C'è anche olio di cocco che non sa di cocco! Dovrebbe funzionare anche con quello.

Ho fatto questo cioccolato con il mio Bimby. Penso che funzionerà anche "normalmente". Tutto ciò che serve è un braccio forte che agiti tutto con la frusta dall'inizio alla fine.

TORTA DI MELE SENZA GLUTINE SENZA MISCELA DI

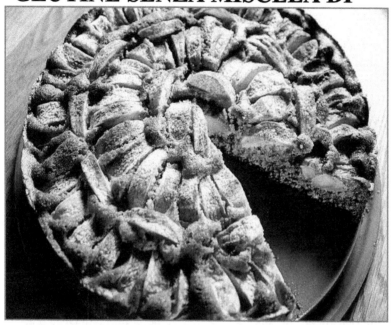

Porzioni: 1

INGREDIENTI

- 4 mele, a seconda delle dimensioni
- 50 g   Mandorla
- 50 g   Farina (farina di piantaggine), in alternativa amido di mais
- 50 g   Farina di castagne
- 70 g   Xilitolo (sostituto dello zucchero)
- 3   Uova (e), a seconda delle dimensioni
- 100 grammi   Burro o burro chiarificato
- 2 cucchiaini da tè   lievito in polvere
- Polvere di cannella

PREPARAZIONE

Pelare le mele e tagliarle a spicchi.

Preriscaldare il forno a 175 ° C di calore superiore / inferiore.

Grattugiare finemente le mandorle e mescolare con farina di piantaggine, farina di castagne, xucker e lievito. Mescolare con burro chiarificato e uova fino a formare un impasto cremoso. Imburrare una teglia a cerniera e spalmare la pastella. Distribuire sopra gli spicchi di mela e cospargere di cannella.

Mettere nel forno preriscaldato sulla griglia centrale e cuocere per 40 minuti. Se necessario, ridurre la temperatura a 160 ° C dopo mezz'ora se la torta diventa troppo scura. Fai una prova con le bacchette.

Questa ricetta ha lo scopo di dimostrare che puoi semplicemente cuocere torte senza le costose miscele di farina senza glutine. Le mandorle si possono trovare in ogni negozio. Farina di castagne nel negozio di alimenti naturali. Puoi ordinare la farina di piantaggine su Internet, preferisco usarla come amido, ma funziona anche. A causa della dolcezza della farina di castagne, la ricetta riesce con poca dolcezza aggiunta. Preferisco Xucker perché ha le stesse proprietà dello zucchero. Ovviamente puoi cuocere con qualsiasi altra dolcezza o usare lo zucchero se lo desideri.

BISCOTTI PER BAMBINI

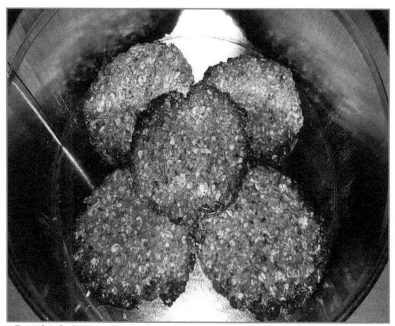

Porzioni: 1

INGREDIENTI

- 100 grammi   Mandorle, macinate
- 100 grammi   Farina d'avena, tenera
- 8 °   Data / e, snocciolate
- 1 grande   Banana (e), matura

PREPARAZIONE

Per prima cosa versare acqua bollente sui datteri e immergerli
per circa 10 minuti. Quindi frullare finemente i datteri in un
frullatore senza l'acqua. Quando i datteri saranno sminuzzati,
aggiungere la banana e schiacciarla. Mescolare le mandorle con
la maggior parte della farina d'avena e aggiungere la banana e la
purea di datteri. Mescolare con un cucchiaio e aggiungere
gradualmente la farina d'avena rimanente. A seconda delle

dimensioni della banana, potresti non aver bisogno dell'intera quantità di farina d'avena. Il risultato dovrebbe essere una massa morbida, ma non eccessivamente appiccicosa.

Preriscaldare il forno a 180 ° C di aria calda.

Foderare una teglia con carta da forno. Formare con il composto delle palline di ca. 2,5 cm di diametro e schiacciarli sulla teglia. La dimensione dei biscotti può ovviamente essere variata individualmente.

Cuocere in forno preriscaldato per ca. 15 minuti a seconda dell'abbronzatura desiderata.

La quantità è sufficiente per una teglia. I biscotti ci piacciono di più freschi quando sono ancora croccanti. In una biscottiera si mantengono freschi per qualche giorno, diventano solo un po 'più morbidi.

GELATINA VESTFALIANA CON MELE E CILIEGIE

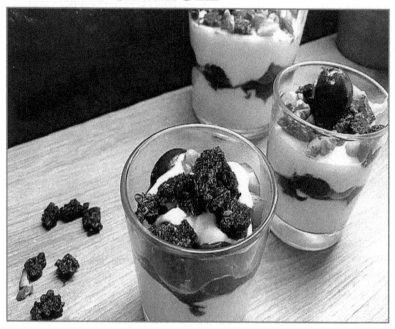

Porzioni: 4

INGREDIENTI

- 2 m. Di larghezza   Mele
- 1 tazza Ciliegie dolci, ca. 150 g, fresca o composta senza zucchero o congelata
- 250 gr   quark a basso contenuto di grassi
- 200 gr   Panna montata
- 1 fetta / n Pumpernickel, ca. 40 g
- 1 manciata di noci
- 1 cucchiaio   burro
- 2 cucchiaini da tè   miele
- Qualcosa di vaniglia
- Qualcosa di cannella in polvere

PREPARAZIONE

Tritate le noci e fatele tostare in padella senza grasso. Sbriciolare il pumpernickel e soffriggerlo nel burro in una padella per ca. 5 minuti fino a quando sono croccanti. Aggiungere le noci e lasciar raffreddare.

Caramellate le mele in padella con un cucchiaio di miele. Aggiungere le ciliegie e cuocere a fuoco lento fino a ottenere una composta.

Incorporare la panna montata al quark. Condire la crema di quark con la vaniglia e la composta con la cannella.

Ora adagia il quark in un bicchiere e guarnisci con composta, noci e miele.

Suggerimenti: qui puoi dare di nuovo libero sfogo alla tua immaginazione. Le mele vanno bene in inverno. In estate puoi usare bacche, ciliegie, pesche e molto altro.

Anche le mandorle si sposano bene con le granelle di nocciola.

Se vuoi mettere questo dolce a buffet, usa bicchieri più piccoli e diversi ospiti possono fare uno spuntino.

PEPERONI RIPIENI VEGANI

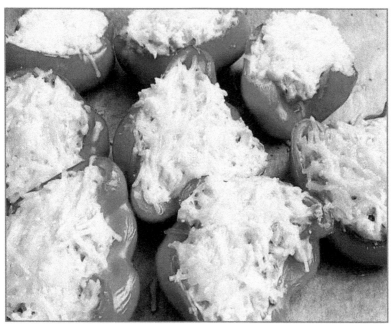

Porzioni: 2

INGREDIENTI

- 4 peperoni rossi
- 250 gr   Funghi, freschi
- 2   Cipolla (m)
- 1 lattinaMais
- 3 cucchiai   olio d'oliva
- 1 punta / n   aglio
- 300g   Crema spalmabile alle erbe, vegana
- 100 grammi   Sostituto del formaggio, vegano, grattugiato
- 2 cucchiaini da tè   Brodo vegetale, istantaneo
- n. B.   Paprika in polvere, dolce nobile
- n. B.   curry

PREPARAZIONE

Lavare i peperoni, tagliarli a metà e togliere il torsolo. Lavate, mondate e affettate i funghi. Taglia le cipolle a cubetti. Premere l'aglio. Scola il mais.

Pre-cuocere i peperoni su una teglia con carta da forno con l'interno verso l'alto per 10 minuti in forno caldo a 180 ° C sopra / sotto. Quindi versare il liquido che fuoriesce.

Nel frattempo soffriggere le cipolle con l'aglio in olio d'oliva fino a quando diventano traslucide (circa 5 minuti). Quindi aggiungere i funghi e friggerli finché non saranno belli e morbidi. Aggiungere il mais e il brodo granulare, il curry e la paprika in polvere. Mescola tutto insieme e riscalda. Infine aggiungere la crema vegana. Mescolare bene il tutto e portare a ebollizione brevemente.

Ora riempite i peperoni con questa miscela. Quindi cospargere il formaggio grattugiato vegano e rimetterlo nel forno caldo per 20 minuti.

MINI ROTOLI DI MELE

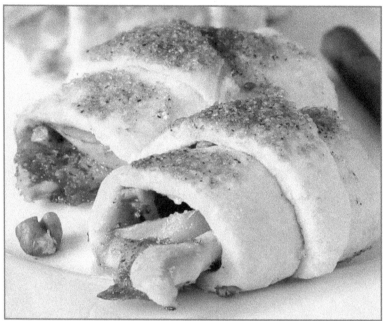

Porzioni: 1

INGREDIENTI

- 400 gr   Farina di farro tipo 1050
- 1 confezione   Lievito secco
- 200 ml Succo di mela, non concentrato
- 2   Mele
- 100 grammi   quark a basso contenuto di grassi
- 50 ml   Olio di colza
- ½ cucchiaino   sale

PREPARAZIONE

Mescolare la farina e il lievito. Scaldare il succo tiepido e impastare con la miscela di farina e lievito fino a formare un impasto liscio e coprire per 30 minuti.

93

Lavate le mele e tagliatele in quattro, privatele del torsolo e grattugiate la frutta.

Mescolare il quark, l'olio, il sale e la mela grattugiata e impastare nella pasta lievitata. Lasciate lievitare l'impasto per un'altra ora.

Preriscaldare il forno a 200 ° sopra / sotto.

Impastare di nuovo bene la pasta. Se necessario, aggiungere altra farina fino a quando l'impasto non si attacca più. Formare 20 piccoli rotoli e disporli su una teglia rivestita con carta da forno. Cuocere gli involtini sulla griglia inferiore per circa 18 minuti.

BISCOTTI AL CIOCCOLATO A BASSO CARBURANTE SANO

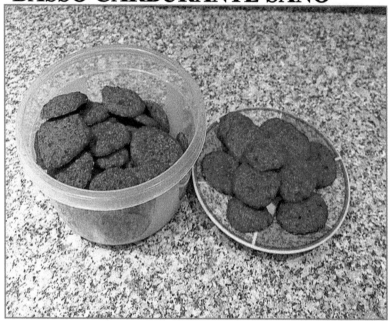

Porzioni: 1

INGREDIENTI

- 60 g   Farina di mandorle, disoleata
- 40 g   Farina di farro integrale
- 30 g   Polvere di cacao
- 2 grandi   Uova)
- 30 g   Burro - sostituto, facile da spalmare e povero di grassi
- 120 gr   Dolcificante (eritritolo o 90 g di stevia)
- 1 cucchiaino di lievito in polvere
- ½ pensione Cioccolato fondente, contenuto di cacao 75%
- ½ cucchiaino   cannella
- 1 pizzico (i)   Noce moscata

- 1 cucchiaino   Crusca di frumento
- 1 cucchiaino   Semi di chia

PREPARAZIONE

Mescolare il burro e l'eritritolo fino a ottenere una massa morbida. Aggiungere le uova e continuare a mescolare. Aggiungere la farina e il lievito e mescolare. Mescolare il cacao con un po 'di acqua calda fino a renderlo denso e aggiungerlo all'impasto (l'impasto non deve diventare troppo liquido). Aggiungere la cannella (a piacere, prendo anche un cucchiaino intero), la noce moscata, possibilmente piccoli pezzi di grano e possibilmente gel di semi di chia. Cioccolato fondente (se vi piace davvero cioccolatoso potete usare l'intera barretta) tritate finemente e aggiungete alla pastella, mescolando ancora.

Mettere un cucchiaino di pasta su una teglia rivestita di carta da forno. Ho fatto dei mucchietti molto piccoli (attenzione, non troppo ravvicinati) e ho preso 60 biscotti.

Cottura (non preriscaldata): calore sopra / sotto 175 ° C, 10-15 min, convezione 160 ° C, 10-15 min.

I biscotti sono ancora relativamente morbidi dopo la cottura, ma si induriscono rapidamente quando si raffreddano. Hanno un sapore molto ricco di noci. Se ti piace molto dolce, forse dovresti usare più cioccolato o più zucchero. I biscotti si sposano molto bene con un caffè accogliente con amici che prestano attenzione anche alla loro figura, ma hanno comunque voglia di banchettare un po '!

PALLINE DI COCCO A BASSO

CARBURANTE

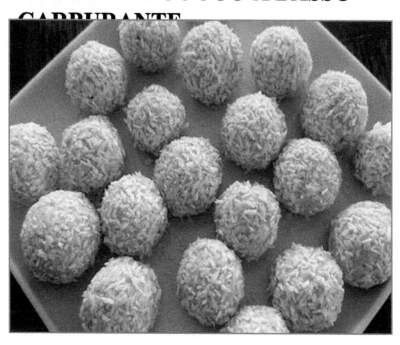

Porzioni: 1

INGREDIENTI

- 150 ml Latte di cocco
- 100 grammi   Mandorla
- 100 grammi   Noce di cocco essiccata
- 2 cucchiai   Xilitolo (sostituto dello zucchero)
- 50 g   Albume d'uovo in polvere, al gusto di vaniglia
- 25th   Mandorle, sbollentate
- 3 cucchiai   Noce di cocco essiccata

PREPARAZIONE

Mescolare il latte di cocco con le mandorle, il cocco essiccato, l'albume in polvere e la dolcezza desiderata. Quindi raffreddare in frigorifero per almeno un'ora o più.

Formare delle palline con le mandorle sbollentate e la massa fredda e arrotolarle nel cocco essiccato. Se rimane un po 'di latte di cocco, puoi inumidire le palline con il latte in anticipo, quindi la raspa aderirà meglio.

Raffreddare di nuovo prima di servire.

PANCAKES ALLA NOCE VEGANA

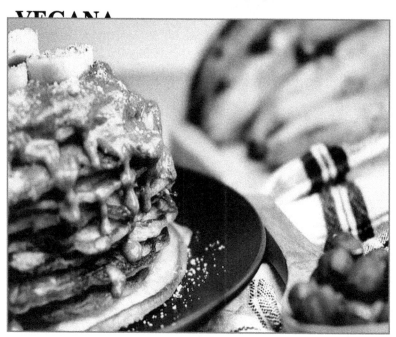

Porzioni: 1

INGREDIENTI

- 1 cucchiaio   Noci, macinate
- 1 confezione   lievito in polvere
- ½ cucchiaino   Polvere di cannella
- 5 cucchiai   Aceto di sidro di mele
- 150 gr   Farina
- 2 cucchiai   Xilitolo (sostituto dello zucchero)
- 250 ml Bevanda alle mandorle
- Olio per friggere

PREPARAZIONE

Mescola tutti gli ingredienti fino ad ottenere una pastella
uniforme e liquida.   Preriscaldare

una padella e tenete un po 'd'olio pronto per la frittura. Non
appena la padella è calda, infornare gradualmente le frittelle alla
dimensione desiderata fino a doratura.

Servire

con burro di noci e banane.

BISCOTTI CON GOCCE DI CIOCCOLATO BIANCO A BASSO

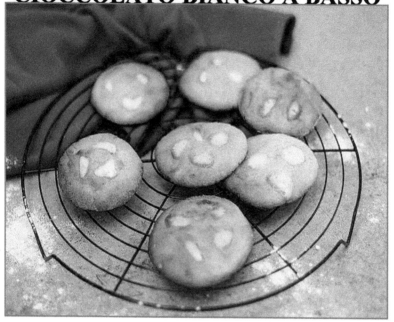

Porzioni: 1

INGREDIENTI

- 50 g di burro, morbido
- 60 g di xilitolo (sostituto dello zucchero)
- 40 g farina di mandorle
- 2 tuorli d'uovo
- 1 pizzico   Xilitolo (sostituto dello zucchero) (xilitolo vanigliato)
- 40 g di lenticchie al cioccolato, bianche, senza zucchero

PREPARAZIONE

Preriscalda il forno a 160 ° C ventilato. Mescola tutti gli ingredienti liquidi in una ciotola. Aggiungere gli ingredienti rimanenti e mescolare fino a quando non saranno amalgamati. Incorporare 2/3 delle lenticchie al cioccolato.

Foderare una teglia con carta da forno. Dividete l'impasto in 6 porzioni uguali e formate delle palline. Posizionalo sulla teglia e schiaccialo. Spalmare il resto del cioccolato sui biscotti. Cuocere i biscotti per 12 minuti a forno ventilato a 160 ° C.

Lascia raffreddare i biscotti, altrimenti si rompono.

BISCOTTI AL CIOCCOLATO SALATO A BASE DI FAGIOLI DI

Porzioni: 1

INGREDIENTI

- 1 lattinaFagioli nani, ca. 400 gr
- 100 grammi   Eritritolo (sostituto dello zucchero)
- 1 cucchiaio   Olio di cocco
- 1 cucchiaino   sale
- 1 cucchiaino, livellato   lievito in polvere
- 30 g   Polvere di cacao
- 100 grammi   Cioccolato, senza zucchero (non un must)

PREPARAZIONE

Scolare i fagioli, quindi trasferirli in una ciotola. Tritare finemente con il mixer. Aggiungi tutti gli altri ingredienti. Assicurati che l'olio non sia troppo grumoso.

Mettere delle palline (dimensioni di un cucchiaino) su una teglia e premere piatto. Cuocere a 200 ° C su fuoco alto / basso in forno preriscaldato per ca. 10 minuti.

TORTA DEL BUDINO DI RISO

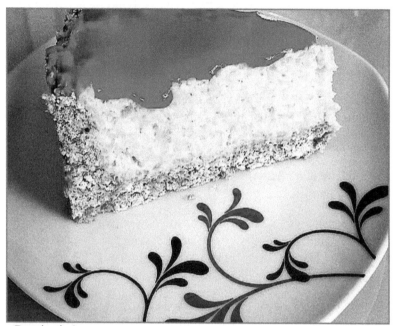

Porzioni: 1

INGREDIENTI

- 250 gr Farina integrale
- 250 gr Farina d'avena, tenera
- 1 confezione   lievito in polvere
- 2   Uova)
- 200 gr Salsa di mele, senza zucchero
- 1 litro latte
- 50 g   Datteri, essiccati
- 250 gr budino di riso
- 250 gr quark a basso contenuto di grassi
- Banana (sostantivo)
- n. B.   cannella
- 4 fogli gelatina
- Qualcosa di acqua

PREPARAZIONE

Mescolare la farina, le uova, il lievito e la salsa di mele e disporli in una teglia primaverile unta, se necessario rivestita con carta da forno. L'importo è sufficiente per il fondo e il bordo.

Infornate a 180 ° C per circa 15 minuti e lasciate raffreddare.

Quindi bucherellate il fondo con una forchetta e, se necessario, spalmateci sopra un cucchiaio di miele.

Riempimento:

Metti il latte con i datteri in una pentola e frulla i datteri con una bacchetta magica.

Quindi portare a ebollizione e preparare normalmente il budino di riso. Quando il budino di riso è pronto, lascialo raffreddare un po 'in modo che sia appena tiepido anziché bollente. Incorporare la cannella, la banana schiacciata e il quark.

Mettere a bagno la gelatina secondo le istruzioni sulla confezione, strizzarla, scaldarla e unirla al budino di riso tiepido. Mescolare bene e versare nella teglia primaverile.

È meglio lasciarlo riposare per una notte in frigorifero e servire con eventuali guarnizioni.

MOUSSE AL CIOCCOLATO SANO

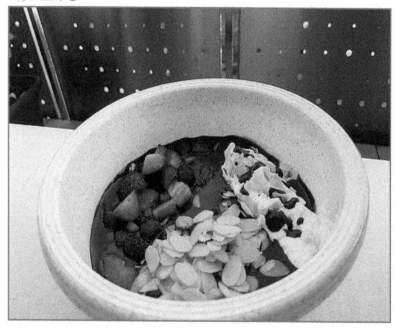

Porzioni: 1

INGREDIENTI

- 200 gr   Cioccolato fondente, almeno l'80% di cacao, idealmente senza zucchero
- 200 gr   quark a basso contenuto di grassi
- 2 tuorli d'uovo
- 400 ml Latte di cocco, non zuccherato
- 1 cucchiaino di scorza d'arancia o di limone grattugiata
- Possibilmente. Frutta, ad esempio fragole, banana
- Possibilmente. Mandorla
- Possibilmente. Sciroppo d'agave o sciroppo di riso per dolcificare
- 1 colpo Latte, a basso contenuto di grassi

PREPARAZIONE

Mescolare il latte di cocco con i tuorli d'uovo e scaldarli fino a formare un composto cremoso. Quindi tagliare il cioccolato a pezzetti e aggiungere al composto la scorza di arancia o di limone. Mescola tutto bene insieme.

Quando il cioccolato si è sciolto, si può aggiungere lo sciroppo d'agave o lo sciroppo di riso e il latte se necessario. Altrimenti, togli il composto dal fuoco e mescola il quark sul fondo.

Lasciate raffreddare la crema in frigorifero per almeno 1 ora.

LATTUGA DI AGNELLO CON STRISCE DI SCHNITZEL IN PANE DI MANDORLE E AMARANTO

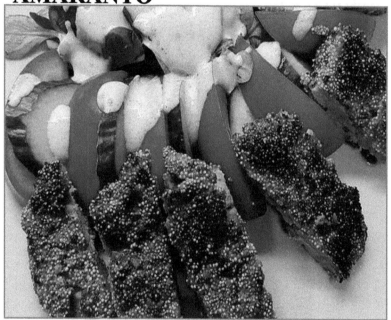

Porzioni: 2

INGREDIENTI

- 180 gr   Schnitzel di Maiale
- 2 manciate di amaranto, soffiato
- 1 manciata di mandorle affettate o mandorle tritate
- 50 g   Lattuga di agnello
- ½ cetriolo
- 2 pomodori)
- 2 cucchiai   Olio di noci o olio di sesamo
- 4 cucchiai   Yogurt naturale

- 1 cucchiaio   olio d'oliva
- 1 cucchiaino di senape di Digione, senza zucchero
- 3 cucchiai   Farina di grano saraceno
- 1 grande   Uova)
- sale e pepe

PREPARAZIONE

Sbattere la cotoletta di maiale e condire con sale e pepe. Lavare la lattuga di agnello e disporla su un piatto. Lavare il cetriolo e i pomodori, tagliarli a pezzi e aggiungerli all'insalata.

Tirare la carne una dopo l'altra attraverso la linea di impanatura o farina di grano saraceno, uovo sbattuto, miscela di mandorle e amaranto e friggere fino a doratura su entrambi i lati in una padella con olio riscaldato.

Nel frattempo, mescolate lo yogurt, la senape e l'olio d'oliva per il condimento e condite con sale e pepe. Tagliare la cotoletta fritta a listarelle, aggiungerla all'insalata e cospargere di condimento.

DATE BERRY

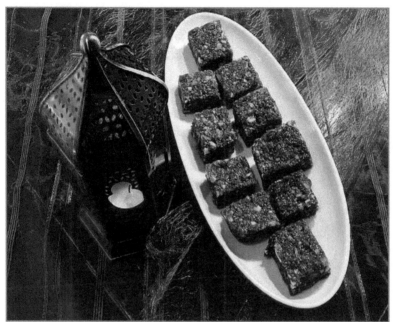

Porzioni: 1

INGREDIENTI

- 300g   Fichi, essiccati
- 125 g   Datteri, tritati finemente
- 30 g   Pistacchi tritati
- 40 g   Anacardi, tritati
- 40 g mandorle, tritate
- 4 baccelli di cardamomo, verdi, macinati
- 1 cucchiaino   Olio vegetale, o grasso vegetale, neutro

PREPARAZIONE

Foderare una forma quadrata con carta da forno e rivestire la carta da forno con un po 'di olio vegetale insapore per evitare che il datterino si attacchi.

Mettere a bagno i fichi in una pentola di acqua calda per 5-6 minuti, assicurandosi che i fichi siano completamente immersi nell'acqua calda. Ora frullate i fichi con un mixer o un robot da cucina.

Metti un po 'di olio vegetale o grasso vegetale insapore in una padella e scaldalo a fuoco medio. Aggiungete quindi la purea di fichi e fateli cuocere a fuoco lento per circa 4-5 minuti, mescolando continuamente. Lasciate raffreddare un po ', poi aggiungete i datteri, i pistacchi, le mandorle e gli anacardi. Infine aggiungete i baccelli di cardamomo macinati e amalgamate bene il tutto con un cucchiaio o con le mani.

Versare la pasta nella forma quadrata e premere la superficie liscia con un cucchiaio di legno. Mettete lo stampo in frigorifero per circa 30 minuti. Dopodiché, taglia il dattero in quadrati, diamanti o rettangoli.

CONCLUSIONE

Esistono diversi approcci a una dieta priva di zucchero: mentre alcuni evitano in particolare lo zucchero industriale, altri omettono tutti i tipi di zucchero. Per alcuni è consentita la frutta secca, altri sono più rigidi, perché dopotutto la frutta secca contiene naturalmente molto zucchero. Fondamentalmente ognuno può decidere da solo dove impostare i limiti di una dieta a base di zucchero.

Per noi "vivere senza zucchero" significa anzitutto rinunciare al tradizionale zucchero domestico ed evitare tutti gli alimenti con zuccheri liberi o aggiunti. Inoltre, con una dieta priva di zucchero, è importante cucinare il più possibile con cibi freschi e non trasformati. Quando fai la spesa, dovresti scegliere i tuoi cibi consapevolmente.

Molti alimenti contengono anche zucchero naturalmente. Nella frutta sotto forma di zucchero della frutta (fruttosio). Nel latte sotto forma di zucchero del latte (lattosio). Di conseguenza, è quasi impossibile seguire una dieta completamente priva di zucchero. Tuttavia, con l'aiuto della giusta selezione di alimenti e alcuni semplici consigli, puoi contrastare il crescente consumo di zucchero nella vita di tutti i giorni.

Suggerimenti per una vita quotidiana senza zucchero

Vuoi iniziare subito con la sfida "senza zucchero"? Infine, abbiamo messo insieme alcuni suggerimenti per aiutarti a iniziare la tua vita senza zucchero.

Vivi senza zucchero: con questi 11 consigli funziona:

Svezzare lentamente lo zucchero: più zucchero consumiamo, meno sensibile sarà il nostro gusto nel tempo. Possiamo approfittare di questa abitudine, perché funziona anche al contrario: se, ad esempio, riduciamo gradualmente la quantità di zucchero nel caffè, la percezione si adegua nuovamente dopo alcune settimane, e ce la caviamo con una dolcezza notevolmente inferiore .

Sostituisci lo zucchero domestico pezzo per pezzo: è meglio darti piccoli obiettivi all'inizio a cui puoi attenersi. Nella prima fase, puoi sostituire lo zucchero domestico, ad esempio, con lo zucchero di fiori di cocco. E quando si tratta di cuocere, vale quanto segue: sperimenta con meno zucchero, soprattutto quando è coinvolta la frutta. Perché portano naturalmente molta dolcezza con loro.

Evita lo zucchero nascosto: gli alimenti lavorati al supermercato come salse, condimenti o piatti pronti sono spesso ricchi di zucchero. Fai da te è l'alternativa migliore per risparmiare zucchero.

Mangia fino in fondo - Spesso cerchi qualcosa di dolce perché sei ancora affamato. Per evitare che ciò accada, dovresti mangiarti davvero pieno con il piatto principale. Soprattutto, mangia molte proteine da pesce, carne, latticini naturali, uova e soia e molti carboidrati lenti da prodotti integrali, legumi e verdure. Scopri qui quali sono i migliori cibi ricchi di proteine.

Non comprare niente di dolce - Non puoi mangiare quello che non hai a casa. Questo suggerimento vale il suo peso in oro e previene alcune voglie di cibo.

Trova snack alternativi e senza zucchero - Se mangi meno carboidrati in generale, il tuo desiderio di fare uno spuntino nel frattempo diminuirà nel tempo. E se dovesse essere uno spuntino, è meglio usare noci, olive o un pezzo di cioccolato fondente. Assicurati di scegliere un cioccolato senza zucchero che non abbia zuccheri aggiunti e che contenga il 70-99% di cacao.

Non fare la spesa affamato - Questo è un consiglio ben noto che è garantito per aiutarti a evitare le voglie di cibo e gli acquisti spontanei associati.

Includi quelli intorno a te: perché non mangiare semplicemente un'insalata di frutta invece della torta alla prossima riunione di famiglia? Perché non acquistare il muesli senza zucchero in ufficio? Alla fine, tutti ne traggono vantaggio. \

La preparazione è metà della battaglia: il fatto che tu voglia fare uno spuntino durante una serata al cinema, ad esempio, ne fa parte in qualche modo. Che ne dici se ti prepari uno spuntino sano e senza zucchero per resistere a popcorn, patatine e simili? Possiamo consigliarti i bastoncini di verdure. E la scelta di verdure senza zucchero è ottima.

Inizia insieme: fai il progetto senza zucchero con una persona che la pensa allo stesso modo in modo da motivarti a vicenda. Ciò che funziona nell'esercizio fisico può funzionare anche in una vita senza zucchero.

Divertiti consapevolmente: se raggiungi la bomba di zucchero, divertiti anche tu. Non ha senso se ti senti male in questo momento o se menti a te stesso. Allora goditi piuttosto il piccolo peccato e considera l'intera cosa come un'eccezione. Prima o poi, la maggior parte dei dolci convenzionali sarà comunque troppo dolce per te. E come hai imparato sopra, i dolci possono fare a meno dello zucchero o con meno zucchero, e hanno anche un buon sapore.

Lightning Source UK Ltd.
Milton Keynes UK
UKHW020721270521
384465UK00005B/115